QUELQUES

PROPOSITIONS

DE

PATHOLOGIE GÉNÉRALE;

*Thèse présentée et soutenue à la Faculté de Médecine de Paris,
le 9 août 1830, pour obtenir le grade de Docteur en
médecine ;*

Par L.-J.-F. DELASIAUVE, d'Ivry-la-Bataille,

Département de l'Eure ;

Ancien Externe des hôpitaux civils et de l'hôpital des Vénériens ;
Élève de l'École pratique.

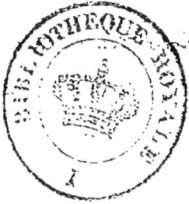

> La vérité est rarement reconnaissable, quand
> l'analyse ne la montre pas, et qu'au contraire la
> synthèse l'enveloppe dans un ramas de notions
> vagues, d'opinions et d'erreurs.
>
> 　CONDILLAC.

A PARIS,

DE L'IMPRIMERIE DE DIDOT LE JEUNE,

Imprimeur de la Faculté de Médecine, rue des Maçons-Sorbonne, n°. 13.

1830.

FACULTÉ DE MÉDECINE DE PARIS.

Professeurs.

M. LANDRÉ-BEAUVAIS, Doyen.   MESSIEURS

Anatomie..............................	GRUVEILHÍER.
Physiologie...........................	DUMÉRIL.
Chimie médicale.......................	ORFILA.
Physique médicale.....................	PELLETAN.
Histoire naturelle médicale...........	CLARION.
Pharmacologie.........................	GUILBERT, *Examinateur.*
Hygiène...............................	ANDRAL.
Pathologie chirurgicale...............	{ MARJOLIN. { ROUX.
Pathologie médicale...................	{ FIZEAU, *Suppléant.* { FOUQUIER.
Opérations et appareils...............	RICHERAND.
Thérapeutique et matière médicale.....	ALIBERT.
Médecine légale.......................	ADELON.
Accouchemens, maladies des femmes en couches et des enfans nouveau-nés................	MOREAU, *Examinateur.*
Clinique médicale.....................	{ CAYOL, *Président.* { CHOMEL. { LANDRÉ-BEAUVAIS. { RÉCAMIER.
Clinique chirurgicale.................	{ BOUGON. { BOYER. { DUBOIS. { DUPUYTREN, *Examinateur.*
Clinique d'accouchemens...............	DENEUX.

Professeurs honoraires.

MM. DE JUSSIEU, DES GENETTES, DEYEUX, LALLEMENT, LEROUX.

Agrégés en exercice.

MM.	MM.
BAUDELOCQUE.	DUBLED.
BAYLE, *Examinateur.*	DUBOIS.
BÉRARD, *Examinateur.*	GERDY.
BLANDIN.	GIBERT.
BOUILLAUD.	HATIN.
BOUVIER, *Suppléant.*	LISFRANC.
BRIQUET.	MARTIN SOLON.
BRONGNIART.	PIORRY.
CLOQUET.	ROCHOUX.
COTTEREAU.	SANDRAS.
DANCEL	TROUSSEAU.
DEVERGIE.	VELPEAU.

A MES PARENS.

Je dois tout à vos bontés et à vos généreux sacrifices. Acceptez l'hommage de ce faible travail, comme un gage de ma profónde reconnaissance et de ma vive affection.

A MA BONNE MAMAN.

Tu environnas mon enfance des plus tendres soins; depuis, tu n'as cessé de m'accabler de preuves de ta sollicitude maternelle. Puissé-je répandre sur les derniers jours d'une vie qui m'est si chère, et que je désire être bien longue encore, la tranquillité et la joie, en parcourant ma carrière avec conscience et succès.

A MONSIEUR DESPAGNAT,

Docteur-médecin à Anet.

Vous m'avez toujours marqué un grand intérêt et un sincèr. attachement. Il m'est doux de pouvoir vous en témoigner ma vive gratitude dans une occasion si solennelle : agréez l'assurance de mon estime et d'une amitié inaltérable. Ce sera un bonheur pour moi de pouvoir compter, dans le besoin, sur les conseils d'un ami éclairé et plein d'expérience.

A MONSIEUR CAYOL,

Professeur à la Faculté.

C'est dans vos instructives leçons que j'ai puisé les matériaux de cette dissertation; rien n'est donc plus convenable que de vous l'offrir. Seulement j'éprouve un regret, c'est que mes moyens ne m'aient pas permis de la rendre plus digne de vous. Mes épaules étaient trop faibles pour un pareil fardeau, qui demandait un athlète. Mais j'ai cru qu'au milieu de l'anarchie qui règne dans les opinions, une proclamation de principes n'aurait rien d'importun. Je vous remercie de la bienveillance avec laquelle vous m'avez accueilli et des sages conseils que vous m'avez donnés ; je conserverai toujours des professeurs de cette faculté, et de vous en particulier, un honorable et doux souvenir ; et si quelques succès, peuvent couronner ma pratique, je saurai à quelle source les reporter.

PROPOSITIONS

PATHOLOGIE GÉNÉRALE.

1. Rien n'est plus important en médecine qu'une bonne théorie. C'est le flambeau qui éclaire la marche du praticien, en lui faisant connaître les causes de ses succès et de ses revers. Elle lui fait tirer des uns comme des autres ces inductions dont se compose l'expérience médicale. J'appelle une bonne théorie celle qui, basée sur l'observation sévère des faits, exprime de la manière la plus exacte et la plus fidèle, soit dans leur vérité, soit dans leur nombre, les rapports existant entre ces faits.

II. Si nous examinons l'homme mort, nous le trouvons composé d'une multitude de parties différentes entre elles ou analogues, disposées dans un certain ordre les unes par rapport aux autres; on leur a donné le nom d'*organes*. Ces parties ou organes sont chez l'homme vivant dans une action continuelle, ou susceptibles d'agir dans des conditions déterminées. Cette action des organes se nomme *fonction*. Nous ne voyons dans les actes de la vie autre chose que des fonctions;

par conséquent la vie consiste dans l'exercice des organes : vivre, c'est agir.

III. Un corps inerte ne peut se mouvoir de lui-même ; il faut, pour le déterminer au mouvement, une force capable de surmonter sa tendance au repos. En tout cas, la force, la vitesse et la direction du mouvement que lui communique la cause motrice, sont en raison composée et presque toujours calculable de l'intensité de celle-ci, et des résistances qui peuvent se rencontrer. Le corps vivant, au contraire, se meut toujours de lui-même ; ou si des causes extérieures paraissent solliciter son action, il faut avoir recours pour s'en rendre compte à des lois autres que celles qui régissent les corps inorganiques. Comme il n'est pas d'effet sans cause ; pour expliquer ces actions si variées par lesquelles la vie se traduit à nos yeux, il nous est impossible de ne pas reconnaître dans les corps vivans une force qui leur est propre, en vertu de laquelle ils agissent et résistent aux causes de destruction. Cette force, que nous nommons *force vitale*, a des lois spéciales qu'il faut étudier et connaître.

IV. L'homme naît et meurt. L'intervalle qui sépare ces deux grandes époques est marqué par une série non interrompue de changemens qui impriment un cachet particulier à chaque phase de son existence. Il s'accroît, se développe et s'use en vertu d'un mouvement continuel de composition et de décomposition dont les rapports diffèrent suivant ses différens états. Quels sont les matériaux sur lesquels s'exerce ce mouvement ? Jetons un coup-d'œil autour de nous, ils se trouvent dans l'univers extérieur. Cet air que nous respirons, ces alimens que nous ingérons, sont les sources de la réparation de nos organes.

V. Les fonctions, pour être accomplies dans leur plénitude, exigent plusieurs conditions : des organes sains et doués de vitalité qui les exécutent, des agens qui modifient ces organes, soit pour les maintenir dans leur intégrité vitale, soit pour donner l'éveil à cette puissance qui les anime.

VI. La santé et la maladie sont deux états bien distincts. Toutefois il n'est pas si facile qu'on pourrait le penser d'établir la ligne de démarcation qui les sépare. Tous deux se comprennent mieux qu'ils ne se définissent. Un homme se porte bien quand ses fonctions s'exécutent avec liberté; sa respiration est aisée, pleine et entière; sa digestion s'opère sans trouble et s'achève de même; son pouls est large, souple et régulier. La nutrition répare convenablement les organes; la pensée est claire et rapide; point de gêne dans les mouvemens. Est-il malade, au contraire, toutes les fonctions que nous venons d'énumérer sont dans un trouble plus ou moins considérable; elles sont augmentées ou diminuées; perverties ou abolies. La santé peut donc être définie, cet état dans lequel on jouit du libre exercice de ses organes; et la maladie, celui dans lequel cet exercice troublé s'éloigne plus ou moins du type que nous avons coutume de regarder comme normal.

VII. Nous sommes aujourd'hui brillans de santé; demain, les jours suivans, nous pouvons l'être encore. Dans une heure aussi nous pouvons être malades. Il existe donc des conditions qui nous maintiennent dans notre situation actuelle, laquelle peut changer, si elles viennent à changer elles-mêmes. Ces conditions, les voici. Notre santé sera conservée, ou, en d'autres termes, l'exercice de nos fonctions continuera à se faire avec régularité, tant que les élémens qui concourent à leur production, l'organe avec ses propriétés vitales et les agens, seront entr'eux dans un juste rapport, que j'appellerai *équilibre naturel*. Si l'harmonie vient à cesser; si par une cause quelconque l'équilibre se trouve rompu, dès-lors nous deviendrons malades.

VIII. Pour peu que l'on veuille étudier le mécanisme des fonctions, on se convaincra sans peine que les organes, qui ne peuvent rien par eux-mêmes, qui n'agissent qu'en vertu des modifications que leur impriment les divers agens, qui ne sont, si je puis m'exprimer ainsi, que le théâtre sur lequel ceux-ci exercent leur action, ne peuvent se troubler spontanément. Ce n'est point d'eux que dérive primitivement la maladie, c'est dans les modificateurs, c'est dans les changemens qu'ils peuvent éprouver que nous devons en trouver la source.

IX. Les modificateurs de notre économie remplissent un rôle bien distinct dans la production des fonctions. Les uns, tout-à-fait moraux, semblent mettre directement en jeu la vitalité, sans agir primitivement sur les organes. Les autres, qui sont tous les agens extérieurs et intérieurs, n'ont d'influence que par cette vitalité, qu'autant que l'impression qu'ils occasionent est réfléchie ensuite sur l'organe; de sorte qu'en définitive, toutes nos fonctions dépendent immédiatement de l'action directe ou de la réaction de la force vitale, de la puissance inhérente à notre organisme. Toutes nos maladies, qui sont des troubles de fonctions, des troubles de la vie normale, devront donc être produites par un même mécanisme, par une même action qui a son principe de mouvement dans les variations de conditions où se trouve placé l'organisme. Bien néanmoins qu'il en soit ainsi, les maladies ne sont pas toujours de la même nature; elles sont, au contraire, infiniment différentes suivant qu'elles proviennent de l'action directe de la force vitale, ou que cette action est mise en jeu par l'intermédiaire des organes. Un homme erre dans des contrées étrangères, loin du sol de sa patrie; des souvenirs frappent son imagination; comparés à sa situation présente, ils lui laissent l'âme triste et abattue; ses fonctions languissent : il devient nostalgique. Où est l'action primitive sur les organes? Les conditions du centre vital, du moral, sont modifiées; c'est lui seul qu'il faut traiter, parce que lui seul est malade; le reste n'est que secondaire. Rien n'est changé dans l'organisation du cerveau, seulement la manière dont il est impressionné paraît différente. Un autre individu habite dans un lieu rempli d'émanations malfaisantes; introduites dans le torrent de la circulation par la res-

(9)

piration, elles vicient le fluide sanguin. Ce fluide altéré porte aux
nerfs une impression anormale; elle est sentie, et le principe qui la
sent s'arme de toutes ses forces pour rétablir l'équilibre, pour en re-
pousser la cause. Il en serait de même si quelqu'un avait éprouvé un
froid violent; les fluides accumulés dans les organes intérieurs y dé-
terminent des sensations inaccoutumées, pénibles, qui sollicitent l'action de l'organisme. Dans le premier cas, la maladie est essentiellement vitale; dans les deux derniers elle dépend toujours ou des altérations subies par les corps qui agissent physiquement sur nos organes,
ou des altérations que ceux-ci ont éprouvées de la part de ces mêmes
corps. Dans un cas elle est survenue primitivement; sans change-
ment dans l'organisation; dans les autres elle a eu lieu consécutive-
ment à un dérangement matériel : de là cette division importante des
maladies en *primitives* et en *secondaires*, ou *morales* et *physiques*.

X. Il y a deux sortes de fonctions *générales* et *locales*. Les fonctions
générales sont la circulation et l'innervation; les fonctions locales
comprennent toutes les autres, la digestion, la nutrition, les sécré-
tions, l'absorption, l'exhalation, les fonctions des sens, la locomotion,
la génération, etc. Les premières, qui sont dans une dépendance mu-
tuelle, ne pourraient être suspendues complètement pendant un certain temps sans danger pour la vie; elles tiennent sous leur empire
toutes les autres fonctions : l'arbre circulatoire envoie dans tous les
organes ses innombrables rameaux. Des centres nerveux émanent une
multitude de filets qui se perdent dans la trame de nos tissus. Les
secondes sont sujettes des deux premières : leur exercice continuel
n'importe point à la vie, plusieurs même peuvent être anéanties sans
que celle-ci soit moins complète, moins active. Les plus nécessaires
peuvent ne s'exécuter qu'en partie, sans que souvent il y ait menace
pour l'existence. Leur sphère d'action est plus ou moins bornée, suivant le plus ou moins de liaison qu'elles ont avec les fonctions générales : or, ces fonctions ont leurs modificateurs spéciaux; s'ils viennent à changer, les fonctions changent, on devient malade. La ma-

2

ladie sera générale si la fonction lésée est générale ; elle sera locale, si cette même fonction est locale. Les troubles des premières reten- tiront dans tout l'organisme ; ceux des secondes pourront rester isolés.

XI. Transportons-nous dans une salle d'hôpital, et procédons à un examen attentif des malades qu'elle renferme. Pas un sur dix qui ne nous dise qu'avant d'être définitivement attaqué, il n'était pas dans son état naturel ; il était malaise depuis plusieurs jours ; l'appétit se perdait ; le sommeil était mauvais, peu réparateur ; il était devenu sensible au froid, éprouvait parfois une chaleur incommode, des faiblesses, des lassitudes dans tous les membres ; il n'avait plus la même vivacité dans ses actes physiques et intellectuels ; puis, ces phénomènes augmentant insensiblement, ou à l'occasion d'une cause plus ou moins appréciable, des frissons s'étaient déclarés ; enfin, une véritable fièvre était survenue. Telle est l'histoire abrégée de l'origine et de l'invasion du plus grand nombre des maladies. A quels sys- tèmes autres que la circulation et l'innervation peut-on rapporter ces phénomènes ? Tantôt cette fièvre constitue à elle seule toute la ma- ladie ; d'autres fois, un organe particulier se prend, soit le poumon, l'estomac, les séreuses, etc. et alors la fièvre continue, augmente, diminue ou cesse entièrement. Dans des circonstances plus rares, soit sans cause connue, soit le plus souvent par une cause évidente, un système particulier se trouve compromis ; ainsi, à la suite d'un repas trop copieux, ou de l'ingestion de substances irritantes, des douleurs se sont manifestées dans la région épigastrique ; dans l'abdomen ; le malade a eu des nausées, des rapports, des vomissemens, des selles plus ou moins abondantes. Naguère dans une pleine santé, il est alors en proie à la *gastrite*, à la *gastro-entérite*. Si ces symptômes sont peu intenses ou l'individu peu irritable, peu ou point de fièvre ; si les conditions opposées existent, la fièvre est plus ou moins forte.

Il résulte de cet exposé que presque toujours les maladies sont primitivement générales, qu'elles peuvent rester telles pendant toute

leur durée ; qu'elles s'accompagnent d'affections locales, qu'elles peu-
rent se terminer par ces mêmes affections, ce qui constitue, dans
quelques cas, des crises ; qu'elles quelques-unes sont primitivement
locales ; qu'elles peuvent rester locales, qu'elles peuvent donner lieu
à des phénomènes généraux.

XII. Il faut toutefois se garder de croire que toutes les affections
qui débutent par des symptômes généraux soient primitivement
générales. Ce qui serait vrai, rigoureusement parlant, cesse de l'être
relativement à la manière dont on doit considérer les maladies. En
effet, un agent morbifique agit d'une manière intense ou étendue
sur un organe ; celui-ci ne peut répondre à cette action qu'en vertu
de sa vitalité, qui se trouve alors vaincue ; il appelle à son secours ;
les systèmes généraux s'ébranlent, l'économie entre en action pour
diriger ses efforts vers l'endroit affecté. La maladie n'en existe pas
moins primitivement là où est le stimulus ; plus l'individu est fort
et la cause intense, et plus prompte sera la manifestation des symptômes locaux, et *vice versâ*.

XIII. Il n'y a point d'effet sans cause ; si de l'état de santé, nous
passons à celui de maladie, il est clair que quelque chose a occasioné
cette révolution ; ce quelque chose est ce qu'en médecine on nomme
cause. La séméiologie s'occupe de l'étude de ces causes ; c'est à mon
sens une des branches de l'art de guérir qui mérite la plus grande considération ; car si l'adage *causâ sublatâ tollitur effectus* n'a point dans
les maladies une application universelle, il n'en est pas moins vrai que
si, dans une foule de circonstances, il nous était donné de découvrir
ces causes, de les suivre dans leur mode d'action, nous pourrions
espérer de les déraciner, d'enrayer efficacement leur marche, nous
serions moins exposés surtout à diriger nos moyens thérapeutiques
dans un mauvais sens.

Tous les auteurs ont admis deux espèces de causes, les unes externes, les autres internes. Celles-ci se développent au sein même de
l'organisme ; elles sont la plupart inconnues. Celles-là viennent de

l'extérieur, ou agissent avant d'être parties de l'organisme ; beaucoup
sont connues, un grand nombre ignorées ; aussi préférerais-je, pour la
pratique, substituer à cette division celle d'*apparentes* et de *cachées,*
puisque des causes apparentes peuvent se trouver parmi les internes,
et que des causes cachées se rencontrent dans les causes externes.
Quand les causes sont apparentes, fondés sur les connaissances de
l'anatomie et de la physiologie, nous pouvons en général apprécier,
calculer, pour ainsi dire, les effets que nous en ressentons ; nous savons,
chose essentielle, si elles existent encore pour entretenir et perpétuer la
maladie, si, disparues, elles ne nous laissent à combattre que leurs effets ;
nous savons approximativement si les effets qui les suivent sont en rapport avec elles, ou si elles n'auraient pas donné l'éveil à quelque prédisposition intérieure : nous pouvons faire la médecine la plus rationnelle. Sont-elles cachées, au contraire, tous ces avantages nous manquent. Dans l'ignorance de leur nature, de leur intensité, comment
juger des rapports qui les unissent à leurs effets ? Existent-elles d'ailleurs, ou n'existent-elles plus ? Devra-t-on s'opposer aveuglément
aux effets ? N'aura-t-on aucun égard à ces causes, parce qu'on ne
les connaît pas ? Notre ignorance doit nous rendre circonspects, et
quand ce ne serait que pour poser un frein à la manie d'agir,
d'après des effets, sans essayer de remonter à leur cause, et de vouloir
faire à tout prix du rationalisme, je tiens pour essentiellement
nécessaire la distinction des maladies d'après la nature des causes.
Disons donc qu'il existe des maladies de cause apparente et des maladies de cause cachée.

XIV. Les causes internes ou externes des maladies n'agissent pas toujours avec la même intensité, de la même manière, sur les mêmes lieux,
avec la même simplicité. Elles ne nous trouvent jamais dans des conditions semblables ; que de différences, par exemple, entre les individus sous le rapport de la constitution, des âges, des sexes, des conditions, des professions, des habitudes, du régime, etc. ! Que de différences aussi dans un seul homme, suivant son âge, son état de santé

parfaite ou de prédisposition à une maladie; les saisons, les lieux où il habite, le genre de vie qu'il mène, etc. ! L'organisme répondra-t-il de la même manière aux mêmes influences dans chacune de ces circonstances? L'expérience s'accorde avec le raisonnement pour déclarer le contraire. En effet, la maladie de l'un n'est pas identique à celle d'un autre; chacune se revêt d'une physionomie particulière. Il y a autant d'individus maladies qu'il y a d'individus malades. Est-ce à dire pour cela qu'à chaque malade qui nous arrive nous soyons forcés de faire une nouvelle étude, de le traiter en tâtonnant? la conclusion serait essentiellement abusive. Certes, les maladies ne sont point identiques, mais leurs phénomènes sont analogues. Quand plusieurs de ces phénomènes se présentent réunis sur un sujet, on est porté à conclure que l'organisme est modifié d'une certaine manière; s'ils se présentent sur un autre, c'est qu'il l'est de la même manière. Qu'au contraire ces phénomènes manquent chez un, chez deux, chez plusieurs autres sujets, et qu'un certain nombre d'autres phénomènes s'offrent réunis chez eux, on conclura que leur organisme est modifié de la même manière, mais différemment des premiers. Or, la nature nous offre ainsi plusieurs groupes qui forment autant de classes de maladies dans lesquelles se fondent, pour ainsi dire, les individualités. La formation de ces groupes n'aura point lieu de surprendre si l'on veut bien réfléchir que l'on a pu réduire tous les tempéramens individuels à un petit nombre de types primitifs; que ces types résultent de la prédominance plus ou moins grande d'un système influent de l'économie; que c'est en exagérant ou en pervertissant l'action de ces systèmes qu'agissent les agens morbifiques, comme le froid, l'humide, etc., etc.; d'ailleurs combinés de façon à développer plutôt l'un que l'autre.

Ces diverses modifications, que nous nommerons *réactions,* pourraient être divisées en beaucoup d'espèces; mais s'il est dangereux de trop généraliser, il ne l'est pas moins de trop individualiser. Trop de concision rend superficiel, trop de détails entraînent la confusion des idées. La division adoptée par M. *Cayol* me paraît, à la fois, la plus sim-

plé et la mieux fondée : réaction inflammatoire, bilieuse, nerveuse.
Qui ne voit là le cachet des tempéramens qui leur correspondent, l'exagération des attributs qui les caractérisent? Elle est la mieux fondée, car
le siége de toute réaction gît dans l'appareil sanguin et nerveux. La réaction bilieuse semblerait même déplacée si le rang qu'occupe dans la
hiérarchie des fonctions le système digestif ne lui donnait une importance presque égale à celle des deux autres. Toutes les autres distinc-
tions ne peuvent avoir la valeur de cette division primitive dans laquelle elles rentreraient nécessairement. Cependant un certain nombre de subdivisions me paraissent utiles ; que de nuances importantes
ces réactions ne présentent-elles pas !

XV. Dans leur état de pureté, chacune de ces réactions offre des
caractères tellement tranchés qu'il est impossible à l'esprit attentif
et non prévenu de les confondre les unes avec les autres. Ainsi, la
réaction inflammatoire s'annonce par l'exagération ou la perversion
des fonctions circulatoires : pouls plein, fort; peau chaude, sèche
ou halitueuse; visage animé, expansion de tout le corps si elle est
générale; rougeur vive, chaleur, tuméfaction, douleur plus ou moins
vive, si elle est locale.

La réaction bilieuse s'exprime par les désordres du tube digestif:
bouche pâteuse, amère; langue sale, nausées, pesanteur à l'épi-
gastre, constipation. Des affections locales naissent sous son influence; point de désordres nerveux, le pouls est calme.

La réaction nerveuse donne lieu à des désordres dans les fonctions
de l'innervation. Ces désordres se dessinent sous mille formes; l'ataxie
est souvent leur principal caractère; ils sont ou généraux ou locaux. Ce
sont des douleurs vives, des convulsions, du délire, des crampes, des
soubresauts, etc.; en un mot, des phénomènes qui ne sont en rapport ni avec l'état de la circulation, ni avec celui des organes qui en
sont le siége.

Mais le plus fréquemment deux de ces réactions ou toutes à la fois
se mélangent; je veux dire que dans une même maladie apparaissent

des signes qui appartiennent à diverses réactions. On le conçoit : les organes qui réagissent sont dans une liaison si intime, les tempéramens sont si rarement simples, les causes agissent dans des combinaisons si variées ! Si pourtant les phénomènes d'une réaction prédominent visiblement sur ceux des autres, l'affection ne perd pas son caractère de simplicité. Si, au contraire, cette prédominance est peu marquée, elle prend un caractère mixte ; elle sera inflammatoire-bilieuse, bilioso-inflammatoire, inflammatoire-nerveuse, bilioso-nerveuse, nervoso-bilieuse, etc. L'histoire des épidémies et des constitutions médicales nous offre une foule d'exemples de ces complications. Que de sagacité, d'attention, de justesse d'observation et de bons principes ne faut-il pas pour discerner alors la vraie nature de l'affection, pour séparer ce qui est important de ce qui n'est que secondaire ? C'est dans ces circonstances que sont nécessaires toutes les qualités qu'*Hippocrate* exige du médecin.

XVI. L'observation attentive des procédés qu'emploie la nature dans la production de ses actes est sans doute le chemin le plus sûr pour arriver à la vérité. C'est quand cette vérité est ensevelie de nuages, comme dans les phénomènes vitaux, qu'il faut surtout analyser, comparer, étudier sous toutes leurs faces les faits qui peuvent nous servir de données pour la découvrir. L'erreur est pour celui qui prononce d'après un point de vue ou des faits isolés. Ce serait, par exemple, se tromper que de croire qu'une pneumonie causée par un froid vif, et qui par son intensité a occasioné une réaction nécessaire, est dans tous les cas une affection simple. La réaction qu'elle entraîne peut dépendre de toute autre cause ; presque toujours elle est imminente chez le sujet, et l'affection n'est que la cause occasionelle de son développement ; il était, comme l'on dit, prédisposé. Or, elle peut, cette réaction, constituer la chose importante. Loin d'être subordonnée à la maladie organique, elle peut la régir : la raison de cette importance se trouve dans le mode de développement des réactions diverses. En effet, l'organisme peut réagir par l'effet d'une cause morbide ; mais cette cause, à moins qu'elle n'agisse directement sur l'un des systèmes réacteurs, ne règle presque jamais la force et le mode de réaction ; qui dépendent, en général, d'une prédisposition, prédisposition dont il résulte que la réaction est à elle seule une maladie dans beaucoup de cas, maladie qui, prédisposant à toutes les autres, doit avoir nécessairement une influence fâcheuse sur la marche de l'affection organique qui peut l'avoir produite ; et la preuve, c'est que ces réactions se développent, au sein même des prédispositions, sans le concours d'une cause visiblement déterminante. Il s'ensuit que les réactions méritent la plus grande considération, soit qu'elles naissent d'emblée, à la suite d'une prédisposition croissante, ou développée par une cause quelconque, ou sous l'influence d'une affection

XVII. Si la réaction a une cause, elle a aussi un but. Dans l'homme en santé, ce but est la conservation du libre exercice des fonctions, la résistance à tout ce qui pourrait tendre à le troubler ; c'est par elle que la force vitale dont nous sommes pourvus manifeste sa puissance pour garantir nos organes de toute impression funeste. Dans l'homme malade, le but est le même, la force n'a point changé ; c'est toujours pour la conservation des fonctions que la vitalité réagit ; seulement l'objet de la réaction est différent ; la force vitale s'exprime par des phénomènes inaccoutumés : il ne s'agit plus de préserver l'organisme de désordres, ils existent ; il faut en éliminer les causes, il faut les réparer, il faut ramener les fonctions troublées à leur type normal ; c'est la mission de la force vitale ; elle n'est plus alors simplement conservatrice, elle est, dans toute l'acception du mot, médicatrice. Dans ces deux conditions, la force vitale a des lois particulières qu'il importe de bien approfondir, puisque c'est elle qui est chargée du soin de guérir. Comment espérer de la bien diriger, si nous ne savons pas apprécier ses actes ? Sentinelle pleine d'instinct et d'intelligence, le plus souvent elle développe ses efforts dans un sens favorable à la guérison, quelquefois elle s'égare ; ne doit-on pas discerner ces différens cas, si on veut la seconder ou la remettre dans la bonne voie ?

XVIII. Certains phénomènes se nomment *sympathiques*. Ce ne sont autre chose que des phénomènes de réaction : toutefois ils doivent, à mon sens, être soigneusement distingués des autres réactions dans la pratique. Ils n'ont aucunement la même importance ; nés du rapport qui lie ensemble deux organes, comme l'utérus et les mamelles, par exemple, ou des idiosyncrasies, comme quand des symptômes cérébraux s'offrent dans toutes les maladies, de quelque nature qu'elles soient, qui affectent un individu, presque constamment ils suivent les révolutions de la maladie qui les produit, cèdent au traitement qui combat celle-ci avec avantage.

XIX. C'est sur le diagnostic, a-t-on dit dans ces derniers temps, qu'est fondée toute la médecine ; c'est sur son perfectionnement que reposent ses hautes destinées futures. Je le veux bien ; il s'agit seulement de se comprendre. A coup sûr, si vous entendez par diagnostic cet ensemble de connaissances qui résulte de l'étude des maladies dans leurs causes, leurs symptômes, leur marche, les lésions qu'elles entraînent, les accidens qui les compliquent et tout ce qui peut avoir sur elles de l'influence, rien n'est plus vrai. Oui, l'art médical sera parvenu à un point très-élevé, quand on saura bien apprécier la valeur de chacun de ces élémens de diagnostic, quand on pourra suivre la transition des causes aux effets pour sonder la nature intime des maladies ; mais, si vous voulez parler de ce diagnostic qui consiste à connaître seulement le siége de la maladie et la nature de l'altération, la question change, rien n'est plus faux que votre proposition. En effet, à quoi doit nous conduire le diagnostic ? Au traitement, sans doute. Or, de quoi se compose le traitement ? D'indications à remplir. Voyons à quelles indications nous conduira votre diagnostic. Un malade se présente : vous reconnaissez que les dernières ramifications des bronches sont malades ; l'organe est important ; il faut agir. Qu'allez-vous faire ? Saigner. Pourquoi ? Afin de procurer l'absorption en désemplissant les vaisseaux : mais le mal résiste ; il augmente ; épuiserez-vous votre malade par des saignées ? Vous êtes arrêtés là invincible-

3

ment, Que si, raisonnant avec plus de justesse et vous demandant si l'affection n'est point sous la dépendance d'une cause quelconque, soit celle qui l'aurait produite, soit une réaction qui l'entretiendrait, vous vous attaquiez à cette cause, n'auriez-vous pas alors saisi les véritables indications?

Non, la médecine ne consistera jamais dans le diagnostic proprement dit, ou autrement anatomique. Il doit rentrer dans la médecine, d'où on l'a imprudemment fait sortir.

Cela ne veut pas dire qu'il soit inutile de savoir quel est l'organe affecté, quelles sont celles de ses parties qui le sont, dans quel degré elles le sont; dans quelques cas, au contraire, et spécialement dans la chirurgie, ce diagnostic est tout. Ainsi une luxation, une fracture ne demande qu'à être reconnue pour être traitée, et lors même qu'il ne peut nous conduire aux indications, de quelle précieuse ressource ne nous est-il pas, soit qu'il nous indique l'urgence de remplir les indications, qu'il modifie la manière de les remplir, ou qu'il nous montre le juste espoir que nous pouvons fonder sur l'administration de nos moyens thérapeutiques? C'est un des principaux élémens du prognostic.

XX. Le rôle qu'on a voulu faire jouer au diagnostic a dû porter loin l'engouement pour les recherches cadavériques; jamais aussi on ne s'y est livré avec tant d'ardeur, et cependant l'art de guérir, qui se résout, en dernière analyse, au traitement, a-t-il fait tous les progrès qu'on croyait devoir en attendre? On peut répondre à cette question par ce qui a été dit du diagnostic, puisqu'elles ne feront jamais autre chose que de perfectionner cette branche de la pathologie. L'anatomie pathologique a fait justice d'une foule d'hypothèses créées par les anciens pour expliquer certains phénomènes de vie et de mort; elle nous montre par quelle succession de désordres nos affections nous conduisent au terme fatal; comment de l'état malade on revient à l'état sain. Elle nous donne la clef des phénomènes symptomatiques et sympathiques; c'est la base du diagnostic et du prognostic. Elle est souvent un sujet de consolation, en nous démontrant l'impossibilité de lutter contre une cause de mort inconnue pendant la vie. Voilà le contingent d'utilité qu'elle a fourni à la médecine et qu'on ne peut méconnaître; mais, si l'on n'est pas satisfait de ces richesses, si, au lieu de rechercher sur le cadavre des effets de maladie, on veut, bon gré mal gré, y trouver des causes, évidemment on s'égare dans la plupart des cas, et, transportant ses erreurs en pratique, on croit traiter une maladie quand on ne traite que l'altération qu'elle produit; on se vante de faire la médecine rationnelle, et on fait une pitoyable médecine symptomatique.

XXI. Qu'est-ce que la nature des maladies? Aucune question sur laquelle les opinions soient autant divisées : ce que celui-ci regarde comme une affection générale est pour celui-là une affection locale ; la fièvre bilieuse de l'un est la gastrite ou la gastro-entérite de l'autre. Il en est pour qui, à l'exception de quelques maladies auxquelles des causes particulières impriment un sceau tout spécial, la nature de l'affection est toute dans la nature des changemens organiques. Rien n'est, à la vérité, plus difficile à déterminer. Si pourtant on envisage les choses sous un point de vue philosophique, et qu'au lieu de s'arrêter strictement à ce qui tombe immédiatement sous les sens, on essaie de l'interpréter, peut-être pourra-t-on démêler le vrai du faux. La nature d'une maladie est ce qui la constitue ; ce qu'il faut changer pour que la santé renaisse : or, en partant de ce principe et en suivant la génération des phénomènes dans les cas les plus évidens, on arrive à reconnaître ceci, que la nature des maladies dérive tantôt de la nature même des causes morbifiques : ainsi, la syphilis, le cancer, un grand nombre d'affections chirurgicales, les maladies produites par l'altération des divers fluides de notre économie, etc. ; tantôt des divers modes de réaction par lesquels l'économie annonce sa souffrance, modes qui d'ailleurs supposent une cause ou une réunion de causes agissant dans un sens déterminé, ainsi les affections inflammatoire, bilieuse, nerveuse, adynamique, etc. ; tantôt enfin des altérations organiques et de leur siège, quand les causes ont été passagères et qu'il n'existe pas de réaction qui les entretienne, comme les phlegmasics simples par cause externe, les plaies, certaines maladies chroniques; et, pour peu qu'on y réfléchisse, on demeurera convaincu que cette distinction est essentiellement fondée, et que rien ne serait plus préjudiciable à l'art que de tout confondre.

XXII. La conservation et l'amélioration de la santé, la guérison des maladies, tel est le but de l'art médical. Toutes les connaissances qui n'aboutissent point là d'une manière directe ou indirecte doivent être réputées perdues pour la médecine. On peut faire de grandes découvertes en anatomie, en physiologie, en anatomie pathologique, etc. Si elles ne conduisent à aucun résultat thérapeutique, la médecine n'a point profité. Le domaine des sciences, anatomie, physiologie, anatomie pathologique, etc., sera agrandi, la médecine n'aura fait aucune conquête; la curiosité y gagnera, l'homme malade, non. Car la médecine n'est ni l'anatomie, ni la physiologie, ni l'anatomie pathologique, ni toutes ces sciences réunies; mais une science à part, distincte, ayant ses lois particulières, pouvant se perfectionner par ses moyens propres, indépendamment de ces sciences, comme celles-ci se perfectionnent indépendamment d'elle. Elle n'est pas constituée par ces sciences, seulement elle s'appuie sur elles; elle leur emprunte. Voilà une vérité fondamentale dont il faut bien se pénétrer, et qu'il ne faut jamais perdre de vue; c'est pour l'avoir méconnue, pour avoir lié la médecine avec ces sciences, comme l'ombre avec le corps, qu'on a cru devoir renverser l'édifice médical, dont la base immuable s'appuie sur l'expérience des siècles, pour lui donner de nouveaux fondemens; qu'on a sacrifié la raison universelle à la raison d'un seul, le résultat de l'observation aux rêves de l'imagination, la réalité aux hypothèses, et qu'on a, chose inouïe, qualifié les succès les plus remarquables d'entreprises téméraires, audacieuses; qu'on a, en un mot, substituant aux principes les mieux sanctionnés des théories étroites et mesquines, remis tout en question, dénaturé les faits les plus authentiques, et qu'on aurait fait rétrograder l'art jusqu'au temps de la barbarie, si des hommes d'un sens droit et d'un esprit sage n'eussent, aidés des lumières de l'époque, sauvé le dépôt précieux des vérités médicales d'un enthousiasme fanatique.

L'art de guérir, ou le traitement des maladies, est ce qu'on appelle la *thérapeutique*. Un malade se confie à nos soins, la première chose à nous demander est ce qu'il convient de faire ; la nature est le médecin, le médecin son ministre : *medicus naturæ minister;* il doit attendre ses ordres. Tout nous annonce-t-il qu'elle se suffira à elle-même, que les secours les mieux appropriés ne pourront hâter son travail, laissons-la agir ; bornons-nous à ne pas nuire. Ne rendons pas la nature paresseuse, et n'affaiblissons point les constitutions par des remèdes inutiles. On suit, dans ces cas, la médecine expectante. On est trop souvent prêt à agir, dit M. *Cayol.* Tout annonce-t-il, au contraire, une lutte dangereuse et pénible, il faut sortir de l'expectation, et suivre la méthode active. Le talent du thérapeutiste consiste à distinguer : 1°. les circonstances où il faut abandonner le malade aux efforts de la nature d'avec celles où l'intervention de l'art est nécessaire ; 2°. quand il faut agir, comment il faut agir, avec quels moyens on doit agir ; ou, en d'autres termes, bien saisir les indications et savoir les remplir, voilà toute la médecine.

XXIII. Il n'y a pas de milieu entre la vérité et l'erreur, quand il s'agit d'indications. Elles seront véritables ou erronées ; vous allez être utile ou vous risquez de nuire. De là l'importance très-grande de les rechercher à bonne source. On peut poser en thèse générale que toute indication a pour objet de faire changer ou enlever ce qui nous rend malades ; ce qui nous rend malades constitue l'essence, détermine la nature de nos maladies. Pour le changer ou l'enlever, il faut le connaître ; c'est donc de la nature des maladies que nous tirerons nos indications.

Ceci posé, la nature des causes, le diagnostic, le mode de réaction nous servent à établir la nature des maladies suivant les diverses circonstances. Ce sera donc tantôt aux causes, tantôt au diagnostic, tantôt aux modes de réaction que nous demanderons des indications.

Ce sera aux causes quand nous pourrons les connaître ou les soupçonner, et qu'elles n'auront pas été passagères.

Au diagnostic, quand la cause morbifique sera disparue, et que la lésion suffira pour rendre raison de tous les phénomènes.

Aux réactions, quand elles peuvent seules nous faire remonter à la modification dont elles émanent, ou aux causes inconnues qui la font naître. Ce devra être la source la plus féconde, car dans les affections aiguës internes, les causes nous échappent souvent, et le diagnostic local occupe presque toujours un rang secondaire.

Il peut même arriver qu'elles découlent de toutes ces sources à la fois; la cause persiste, une réaction s'est développée, un organe important se trouve affecté.

XXIV. Il y a deux choses importantes à considérer pour satisfaire aux indications du traitement : le choix des moyens appropriés et le mode de leur emploi.

Ce dernier est subordonné à une foule de circonstances qui relèvent du plus ou moins de gravité de la maladie, de son siége, etc. Si la maladie est légère, les forces suffisantes, les conditions qui entourent le sujet favorables à sa solution, des soins, du régime et l'observance de tous les préceptes de l'hygiène, pourront suffire. Si, plus grave, elle réclame les secours de l'art, ces diverses circonstances indiqueront dans quelle mesure on doit user des agens thérapeutiques, en quels lieux il est convenable de les appliquer, par quelles voies il est préférable de les introduire.

Le choix des agens, au contraire, dépend de la nature même des indications.

S'agit-il de traiter une maladie dont la nature est dans la cause même qui la produit, soustrayez l'individu à cette cause, s'il est possible; sinon, combattez-la par les moyens que l'expérience a consacrés : la syphilis par le mercure, la scrophule par l'iode, la cachexie scorbutique par les toniques et les rafraîchissans, etc., etc.

Avez-vous affaire à une simple altération d'organe, employez les antiphlogistiques, les révulsifs, les dérivatifs.

Que s'il se présente une réaction, il y a d'abord à examiner si elle est simple ou compliquée. Est-elle simple, employez les antiphlogistiques contre l'inflammatoire, les sédatifs contre la nerveuse, les évacuans contre la bilieuse. Est-elle compliquée, la raison et l'expérience s'accordent pour vous dire qu'il faut d'abord s'adresser à celle qui prédomine.

Une affection locale est-elle sous l'influence d'une réaction, il est rare qu'elle cède si celle-ci persiste, et qu'elle ne soit pas modifiée avantageusement si celle-ci est combattue.

Quoi qu'on fasse, l'état des forces vitales mérite une sérieuse attention. Des affections même spécifiques, rebelles aux traitemens les plus convenables en apparence, ont quelquefois été détruites dès qu'on a diminué ou plutôt relevé l'énergie du sujet, tant la puissance de la nature est supérieure à celle de l'art !

XXV. Peu satisfaits des succès pratiques des réformateurs modernes, et frappés de l'impuissance absolue où l'on est de jeter *a priori* les fondemens de la thérapeutique, d'après les seules données de la physiologie et des ouvertures des cadavres, un certain nombre de praticiens ont essayé depuis quelque temps d'introduire dans la médecine une nouvelle manière de procéder. On soumet à un genre particulier de traitement un nombre déterminé d'affections semblables ; on compare les succès à ceux obtenus par des traitemens différens sur un même nombre d'individus atteints de pareilles maladies ; puis, faisant intervenir les chiffres, on déduit, avec une précision mathématique des conséquences favorables ou défavorables à l'usage de ce traitement. Au premier coup d'œil, rien ne paraît plus méthodique et plus rigoureux ; mais quand, dégagé de préjugés et libre

de prévention, on réfléchit, les objections se présentent en foule. Et
d'abord la nature des affections est-elle toujours la même? les circonstances individuelles et autres ne changent-elles jamais? Vous avez
réussi; mais qui vous répondra que vous réussirez toujours? que,
dans un mois, dans un an, etc., vous n'échouerez pas? Et, d'ailleurs,
parmi ceux que vous ne guérissez pas, si peu nombreux qu'ils soient,
n'y en aurait-il aucun qui eût été sauvé par des moyens différens? Ces
objections, elles sont faites par l'expérience de tous les jours. Néanmoins, il faut en convenir, entre des mains habiles, la voie des expé-
riences serait un moyen puissant d'augmenter les trésors thérapeutiques. En effet, le praticien, guidé par de bons principes, ne se
bornera point à constater un succès ou un revers, à exposer des résultats numériques; il cherchera à s'en rendre raison, il étudiera les
conditions dans lesquelles il aura agi, les résultats obtenus : il conclura, non que tel traitement convient exclusivement à tout autre,
mais que, lorsque telle affection se présente avec tel cortége de phénomènes, son traitement a réussi; et sa conclusion portera son fruit;
car il n'y a pas de raison pour que les mêmes moyens échouent dans
des cas identiques ou analogues : tout le talent du médecin gît dans
la distinction des cas ; c'est aussi là le nœud gordien.

XXVI. Ici se termine la tâche que nous nous étions imposée, tâche
difficile et trop au-dessus de nos forces pour avoir été bien remplie.
Nous avons fait tous nos efforts pour démontrer qu'on ne doit pas
juger de la nature d'une maladie seulement d'après son siége et la
nature des altérations; que cette nature variant suivant une foule de
circonstances, les indications elles-mêmes étaient essentiellement va-
riables. Nous avons cherché à établir les plus importantes sur une
base solide, et à tracer la limite des principaux traitemens; heureux
si notre conviction ne nous a point égarés, et si nous pouvions espérer
de n'être pas trop écartés de la véritable route qu'il convient de suivre
dans l'exercice de l'art pénible auquel nous avons voué notre exis-

tence ! Je ne puis cependant finir sans exprimer un fait capital qui
me semble ressortir de ce travail, et qui place la médecine au véritable point de vue d'où il faut l'envisager; c'est que l'art médical est
une science toute d'observation et d'expérience, et qu'il ne peut y
avoir de vraie méthode de traitement hors l'empirisme. Comment,
en effet, avons-nous pu découvrir les différens caractères d'une maladie, saisir les diverses indications, si ce n'est par une attention et
une observation soutenue? Comment surtout a-t-on pu fonder les
principes du traitement, si ce n'est par l'expérience qu'on a acquise
de l'efficacité de tel ou de tel moyen dans tel ou tel cas? A chaque
instant on entend dire qu'il y a un traitement rationnel et un traitement empirique; qu'on est quelquefois obligé de recourir à ce dernier.
Rien ne m'a jamais paru plus absurde que cette distinction. Qu'on
me dise en quoi le quinquina, dans les fièvres intermittentes, est plus
empirique que les saignées dans la pneumonie? Serait-ce parce que
vous croiriez expliquer mécaniquement leurs effets que vous les re-
garderiez comme rationnelles? S'il en est ainsi, votre illusion est bien
grossière; l'expérience a dit : La saignée réussit dans la pneumonie, et
voilà tout. Le rationalisme doit faire des victimes, et il en a fait, et il
en fera tant qu'on ne connaîtra pas dans leur essence les lois de la
vie, tant qu'on n'assistera point aux modifications intimes produites
soit par les agens de nutrition, soit par les agens thérapeutiques,
c'est-à-dire qu'il en fera toujours.

Quand je veux l'empirisme, qu'on se garde bien de croire que je
prétende que le médecin abjure l'une de ses plus nobles facultés, le
raisonnement. Loin de là, pour être empirique il faut être raisonneur.
Celui qui, sous la foi du maître, d'un livre, d'une aveugle routine, va
traitant toutes les maladies par des remèdes vantés, sans s'inquiéter
ni du génie qu'elles peuvent offrir, ni des influences qui peuvent les
modifier, n'est point pour moi un empirique, c'est un misérable
charlatan. J'appelle *empirique* le médecin instruit qui, se réglant sur
les résultats de l'expérience, s'applique à bien connaître, avant d'em-

4

ployer un médicament, si toutes les circonstances favorables à son emploi se trouvent réunies, à apprécier la valeur de celles qui manquent ou qui seraient surajoutées.

En résumé, il n'est qu'une bonne méthode pour se diriger, l'union de l'observation et de l'expérience : tous les essais doivent passer à leur creuset purificateur. Si on veut une méthode rationnelle, elle est là. Croire qu'on pourra arriver à pratiquer la médecine d'après les seules lumières de sa raison, c'est poursuivre une chimère, c'est rêver une utopie, c'est rechercher la pierre philosophale.

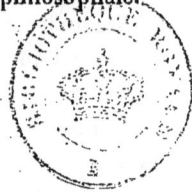

FIN.

HIPPOCRATIS APHORISMI.

I.

Ubi somnus delirium sedat, bonum est. *Sect.* 2, *aph.* 2.

II.

A morbo bellè comedenti nihil proficere corpus, malum est. *Ibid., aph.* 31.

III. ˗

Autumnus tabidis malus. *Sect.* 3, *aph.* 10.

IV.

Si rigor incidat febri non intermittenti, debili jam existente ægro, lethale. *Sect.* 4, *aph.* 46.

V.

Quicumque in febribus aut in cæteris infirmitatibus ex proposito lacrymantur, nihil inconveniens; qui verò non ex proposito, magis inconveniens. *Sect.* 4, *aph.* 52.

VI.

Suffitus aromatum muliebria ducit; sæpiùs autem et ad alias utiles, nisi capitis gravitates induceret. *Sect.* 5, *aph.* 15.

VII.

Renum et vesicæ dolores difficulter sanantur in senibus. *Sect.* 6, *aph.* 6.